DE

L'INFLUENCE DU TRAUMATISME

SUR LE

DÉVELOPPEMENT DES TUMEURS MALIGNES DU SEIN

CHEZ LA FEMME

PAR

Charles-Claude-Louis FAVET

DOCTEUR EN MÉDECINE DE LA FACULTÉ DE PARIS

Ancien interne de l'hôpital général de Dijon

PARIS

ALPHONSE DERENNE

52, Boulevard Saint-Michel, 52

1881

DE L'INFLUENCE DU TRAUMATISME

SUR LE

DÉVELOPPEMENT DES TUMEURS MALIGNES DU SEIN

CHEZ LA FEMME

INTRODUCTION

Si dans l'étude d'une maladie il est un chapitre qui prête le plus à l'hypothèse et qui laisse le plus souvent l'esprit dans le vague et l'indécis, c'est bien le chapitre de l'étiologie. Encore est-il quelques affections dont les causes sont aussi nettement cataloguées, et aussi bien connues que les différents symptômes dans leur marche et leur évolution. Mais il est des affections moins bien partagées dont la cause, le pourquoi est encore discuté. Parmi celles-ci il faut au premier rang placer les affections cancéreuses.

Ceci est tellement vrai qu'aujourd'hui le chirurgien ou le médecin qui a posé le diagnostic : cancer, daigne à peine pousser son interrogatoire sur le terrain de l'étiologie.

Et pourtant, de ce qu'on aura dit qu'un malade est atteint de cancer parce qu'il a la diathèse cancéreuse, aura-t-on résolu toute la question ? Evidemment non. Il es dans l'étiologie du cancer un point obscur, un quelque chose non défini, qu'on a appelé la diathèse cancéreuse pour cacher sous un mot ce que notre esprit conçoit sans le définir. Mais il reste encore, étant donné l'obscurité même du point de départ, de nombreuses questions à résoudre et parmi elles, celle-ci qui se présente la première.

Pourquoi dans tel cas le cancer se localise-t-il dans tel organe chez celui-ci, dans tel autre chez celui-là ? En un mot puisqu'il y a des localisations diverses du cancer, quelle est la clef, le pourquoi de ces localisations ?

C'est un des côtés de cette question que nous voulons envisager, ayant spécialement en vue le cancer du sein chez la femme et l'influence que le traumatisme a sur son développement.

Notre travail comprendra plusieurs parties : Tout d'abord nous envisagerons d'une manière générale l'étiologie du cancer du sein chez la femme. Ce premier chapitre aura pour but de faire voir la part immense que prend le traumatisme, comme cause des néoplasmes mammaires.

Dans un deuxième chapitre nous publierons certaines observations de cancer du sein où le traumatisme a jou- un rôle étiologique indiscutable.

Enfin dans une troisième partie nous discuterons la éva leur étiologique du traumatisme et son *modus agendi* ; après viendront les conclusions.

Notre but étant nettement déterminé et consistant uniquement à démontrer l'influence des traumatismes sur le développement des néoplasmes du sein, on comprendra que nous nous soyons abstenus de toute théorie sur la nature intime et la structure microscopique des tumeurs malignes du sein. Il nous sera permis de considérer comme équivalents les mots cancer et tumeur maligne, nous bornant à faire remarquer qu'il n'est pas dans notre esprit d'identifier des tumeurs dissemblables et de créer une unité morbide qui n'existe ni cliniquement ni anatomiquement. Nous désignerons donc sous le nom de tumeur maligne ou de cancer aussi bien le sarcome avec ses caractères nets et tranchés que le carcinome et l'épithélioma que l'on tend de plus en plus à faire rentrer dans le même cadre aussi bien clinique qu'anatomique.

C'est sur ces prémisses que nous aborderons notre étude, nous réservant cependant à la fin de notre travail de noter s'il y a lieu, les différences étiologiques qui peuvent exister entre le sarcome et le carcinome du sein.

Avant de terminer ce cours préambule qu'il me soit permis de remercier ici vivement M. le Dr Th. Anger dont la bienveillance et les conseils ne m'ont jamais fait défaut depuis le début de ce travail.

CHAPITRE I

Avant d'entrer dans le vif de la question il ne sera pas inutile de passer en revue rapidement les différentes notions que nous possédons sur l'étiologie du cancer du sein.

Ouvrons nos auteurs les plus autorisés en la matière, et étudions les principaux facteurs étiologiques de l'affection.

Tout d'abord il y a la question d'hérédité. Il est reçu que la diathèse cancéreuse est héréditaire, des exemples probants cités par Velpeau, Broca, Warren et tant d'autres sont aujourd'hui inattaquables ; mais l'hérédité n'entre cependant que pour une faible part dans l'étiologie du cancer. Consultons en effet les diverses statistiques et voyons ce qu'elles peuvent nous donner :

Lebert	102	cas	14	fois hérédité	13,7 %
Combes.	256	—	25	—	9,7
Veyne.	106	—	20	—	18,8
Payet.	160	—	26	—	15,8
Siblez.	305	—	34	—	11,1
West.	49	—	8	—	16,6
Totaux. . .	978		127		13

L'hérédité a donc une influence incontestable mais très bornée puisque 13 cas sur 100 seulement peuvent être considérés comme héréditaires, c'est-à-dire 1 cas sur 7.

L'âge a une influence plus marquée, c'est encore avec les chiffres que nous pourrons connaître dans quelles proportions le cancer frappe les différents âges.

Prenons par exemple la statistique publiée par le professeur Estlander, sur la fréquence des cancers du sein aux différents âges :

26 ans à 30 ans	2 cas	3,4 °/₀
31 — 35	5 —	9,6
36 — 40	4 —	6,8
41 — 45	9 —	15,5
46 — 50	17 —	29,2
51 — 55	9 —	15,5
56 — 60	5 —	9,6
61 — 65	3 —	5,2
66 — 70	3 —	5,2
71 —	1 —	1,7

Ici tout le monde est d'accord, l'âge de la ménopause donne la plus grande fréquence, en deçà et au-delà le cancer devient de plus en plus rare. Nous ferons remarquer seulement que les statistiques de Velpeau et Birkett donnent jusqu'à quarante pour cent pour la fréquence du cancer de quarante à cinquante ans.

L'influence du sexe est ici énorme, le cancer du sein est une localisation exceptionnelle du cancer chez l'homme ; très fréquente pour ne pas dire la plus fréquente chez la femme.

Comme influence générale il y a encore à marquer l'état de mariage et de célibat. Ici les auteurs ne sont pas d'accord.

Ainsi le professeur Estlander arrive par ses recherches à prouver qu'un bien plus grand nombre de femmes mariées sont atteintes de cancer relativement aux femmes restées filles, mais faisant remarquer que le nombre des femmes mariées est beaucoup plus considérable que celui des filles il arrive à retourner les chiffres de la statistique et à leur donner une tout autre interprétation que celle à laquelle on pouvait penser tout d'abord, et enfin est amené à cette conclusion : « les femmes mariées ne sont pas plus prédisposées au cancer du sein que celles qui ne le sont pas. »

Cette opinion est combattue par Winiwarter de Vienne, qui s'appuie également sur des chiffres statistiques. Sur 320 cancers du sein Velpeau on a trouvé 25 chez des demoiselles, 28 chez des femmes mariées sans enfants et 50 chez des femmes-mères n'ayant pas allaité, et il arrive à cette conclusion que la proportion pour le cancer du sein paraît être presque la même, que les femmes aient nourri ou non.

Quant à l'influence des diathèses elle est encore contestée et contestable ; les uns, Churchill (maladies des femmes, 1866), Breschet, notent l'influence du lymphatisme. M. Chenet (du cancer du sein chez l'homme, 1876) signale l'influence du nervosisme, Bazin et après lui Verneuil démontrent la fréquence du cancer chez les herpétiques ; mais malgré les récents travaux la question n'est pas encore jugée et l'on peut dire encore de nos jours ce que disait Velpeau en 1854 : nulle constitution, nul état de santé générale ou habituelle ne met à l'abri du cancer. »

Ainsi donc, pour nous résumer : peu de chose comme causes générales du cancer et surtout du cancer du sein, on peut dire que la femme y est plus prédisposée que l'homme et que cette femme sera dans les meilleures conditions pour être cancéreuse si ses parents ont été atteints de cette affection, si elle est à l'âge de la ménopause et si, suivant Bazin et le professeur Verneuil, elle est rhumatisante.

Étant donné que telles sont les conditions favorables; supposons qu'une femme soit prédisposée au cancer, comment agiront les différentes causes occasionnelles pour déterminer la localisation de la diathèse dans tel ou tel organe? ou plutôt pour que nous limitions notre question, quelles seront les conditions qui feront que telle femme aura une localisation sur le sein au lieu de l'avoir ailleurs, dans l'utérus par exemple.

Dans la *Revue mensuelle de chirurgie et de médecine* de 1880 (1), nous trouvons une statistique du professeur Estlander, sur 28 cas où il a noté les circonstances qui ont précédé le développement des tumeurs du sein.

RÉSUMÉ DES OBSERVATIONS DU PROFESSEUR ESTLANDER

Revue mensuelle de chirurgie, *août* 1880.

1. P.., célibataire, 54 ans, sein droit. Choc violent contre une barre de fer, plusieurs années avant.

2. L..., célibataire, 42 ans, sein gauche. Coup de manche à balai quelque temps auparavant.

3. W..., célibataire, 68 ans, sein droit. Choc contre un tronc d'arbre un an auparavant.

4. R..., mariée, 59 ans, sein droit. Choc contre le bord d'une porte un an auparavant.

1. Étude clinique sur les tumeurs malignes du sein chez la femme, par le professeur J. A. Estlander, traduite du suédois d'après le manuscrit de l'auteur par le Dr L. Thomas sous-bibliothécaire à la Faculté de médecine de Paris.

5. S..., mariée, 35 ans, sein gauche. Suite d'allaitement.

6. S..., mariée, 28 ans, sein droit. Chagrin de famille.

7. T..., 50 ans, mariée, sein gauche. Cause inconnue.

8. L..., célibataire, 44 ans, sein gauche. Coup contre le rebord d'un buffet, seize mois avant.

9. L..., mariée, 51 ans, sein gauche. Cause inconnue.

10. W..., mariée 62 ans, sein gauche. Coup plus de vingt ans auparavant.

11. M..., célibataire, 64 ans, sein gauche. Pendant plus de cinquante ans, pression du sein sur un chassis (brodeuse en or) ayant cessé depuis deux ans seulement.

12. L..., célibataire, 51 ans, sein droit. A été renversée il y a quinze mois.

13. R..., mariée, 54 ans, sein droit. Cause inconnue.

14. L..., 44 ans, célibataire, sein gauche. Pression prolongée de vases à lait sur le sein. Cessée depuis six mois.

15. W..., mariée, 40 ans, sein gauche. Cause inconnue.

16. M..., mariée, 44 ans, sein droit. Chute dans un escalier six mois auparavant.

17. H..., 46 ans, mariée, sein droit. Pendant longtemps pression professionnelle (tisseuse).

18. A..., mariée, 45 ans, sein gauche. Immédiatement après une chute contre le bord d'une cuve un an avant l'entrée.

19. S..., 46 ans, célibataire, sein droit. Cause inconnue.

20. M..., célibataire, 47 ans, sein gauche. Pression professionnelle de longue durée contre le bord d'une table.

21. H..., mariée, 58 ans, sein gauche. Cause inconnue.

22. J..., mariée, 53 ans, sein droit. Abcès mammaires, vingt-et-un et treize ans auparavant.

23. O..., mariée, 38 ans, sein gauche. Cause inconnue.

24. H..., mariée, 51 ans, sein gauche. Cause inconnue.

25. M..., célibataire, 60 ans, sein gauche. Cause inconnue.

26. L..., mariée, 54 ans, sein droit. Coup contre le bord d'une huche un an avant.

27. N..., célibataire, 50 ans, sein gauche. Pression d'un corset mal fait.

28. H..., célibataire, 35 ans, sein droit. Cause inconnue.

Ainsi sur le simple énoncé de cette statistique l'on peut voir que sur 28 cas où le professeur Estlander a noté les circonstances qui ont précédé l'apparition du cancer il y a quinze traumatismes, deux allaitements et onze causes inconnues.

On voit, dès maintenant, que par cette proportion relativement considérable de traumatismes ceux-ci doivent entrer pour une grande part dans l'étiologie du cancer mammaire.

CHAPITRE II

Nous venons de voir les nombreux cas de traumatismes qui précèdent l'éclosion du cancer du sein chez la femme, il nous reste à rechercher les conditions dans lesquelles sont survenus ces traumatismes, quelle est leur nature et leur mode d'action.

Pour répondre à ces diverses questions, il nous a paru bon de rechercher les différentes observations publiées à ce sujet. Nous en ajouterons deux qui nous sont personnelles et qui nous ont paru entièrement concluantes. Ce n'est qu'après avoir analysé ces observations que nous pourrons discuter efficacement l'influence du traumatisme.

« Les observations suivantes sont empruntées au manuscrit du professeur Estlander d'après la traduction faite et publiée par M. Thomas sous-bibliothécaire de la Faculté de médecine dans les numéros d'août et d'octobre de la *Revue mensuelle*, 1880. »

Observation I

Femme de 54 ans, célibataire. Cancer du sein droit deux ans après un choc violent contre une barre de fer.

S... Pich, 54 ans, femme de ménage, avait depuis une dizaine d'années une tumeur du sein droit qui était survenue à la suite d'un violent choc contre une barre de fer. Dans ces derniers temps, le volume avait augmente et une ulcération s'était faite cinq semaines seulement avant l'entrée de la malade à l'hôpital, le 26 octobre 1863.

A ce moment, c'est une personne vigoureuse et très solidement bâtie, l'état général est bon, elle a conservé ses forces, tous ses viscères sont sains. Dans le sein droit on trouve une tumeur plus grosse qu'un œuf de poule, de forme noueuse, de consistance solide sans adhérence à la paroi thoracique. La peau est rétractée et s'ulcère au niveau de la dépression formée par la tumeur sur le côté externe du thorax. Aucun ganglion dans l'aisselle.

Nous résumons le reste de l'observation dans laquelle il est dit que l'extirpation de la tumeur fut faite le 28 octobre, que le diagnostic de squirrhe atrophique fut confirmé, et que la malade fut emportée par les suites d'un érysipèle ambulant.

Observation II

Femme de 42 ans, célibataire, cancer sein gauche. Coup de manche à balai quelque temps auparavant.

A. L... 42 ans célibataire. Jamais de cancer dans sa famille. Trois mois avant son entrée à l'hôpital elle a remarqué un petit noyau dans le sein gauche. Elle en attribue l'origine à un coup de manche à balai qu'elle a reçu quelque temps auparavant. Elle se plaint beaucoup depuis quelques semaines d'élancements continuels dans cette tumeur.

Au moment de son entrée, le 1er mars 1864, on trouve dans le sein gauche une tumeur de la grosseur d'un œuf de pigeon présentant la consistance et la mobilité imparfaite qui caractérisent les squirrhes. Les ganglions de l'aisselle ne sont pas pris. Le lendemain pendant l'opération le diagnostic squirrhe de la mamelle gauche est confirmé la cicatrisation se fait bien en sorte que la malade sort guérie le 23 mars.

Plus tard récidive au-dessus de la cicatrice. Extirpation.

Observation III

Femme de 58 ans. célibataire. Cancer du sein. Choc contre un tronc d'arbre.

Waselius, 68 ans, célibataire, s'était frappée le sein gauche contre un tronc d'arbre dans une chute faite au printemps de l'année 1865. Immédiatement il se fit à cet endroit une induration livide, la coloration disparut ; mais un an environ plus tard, l'induration se mit à augmenter de volume, les ganglions de l'aisselle se prirent et en mai 1867 la tumeur s'ulcère. Revue à la clinique le 13 septembre, on enleva le squirrhe de la mamelle droite le 16, et elle mourut le 19 d'une pleurésie du côté correspondant et consécutive à l'opération.

Observation IV

Femme, 59 ans, célibataire. Chute contre le bord d'une porte.

La baronne, A. R..., 59 ans, sans antécédents cancéreux héréditaires, a remarqué dans l'automne de 1865 une petite tumeur à la partie externe du sein droit, en un endroit où elle s'était heurtée un peu de temps auparavant contre le bord d'une porte, choc suivi d'une douleur extrêmement vive. Depuis lors cette tumeur n'avait pas révélé son existence que par une forte sensation de cuisson survenant de temps en temps. Le médecin ordinaire de cette malade ayant déclaré que ce n'était pas du cancer ne me l'adressa pas avant le 1er avril 1868. A ce moment on trouve dans la mamelle droite une tumeur d'une grosseur d'un œuf, mobile présentant tous les caractères du squirrhe; la peau lui adhérait, rien dans les ganglions de l'aisselle.

Voyant que l'état général était excellent, je proposai l'opération qui fut faite peu de temps après. Moins d'un an plus tard, elle remarqua un peu de dureté au niveau de la cicatrice, puis les ganglions de l'aisselle se prirent, et la même année, c'est-à-dire pendant l'automne de 1871, une coloration jaunâtre de la peau se montra. Par suite de raisons religieuses, la malade regarde son affection comme incurable, elle ne réclame l'intervention que beaucoup plus tard, alors que la tumeur remonte au-dessus de la clavicule, il est impossible de songer à une opération ; la malade succomba le 6 janvier 1871.

Observation V

Femme 44 ans, célibataire ; contusion produite par le rebord d'un buffet.

M. L.... 44 ans, célibataire, pas d'antécédents héréditaires de cancer, eut le sein gauche violemment heurté par le rebord d'un buffet qui tomba sur elle ; il resta à la place une induration ecchymotique. En mars 1869 elle vit apparaître une tumeur en cet endroit et dans le cours du mois de juin, elle s'adressa à moi. La tumeur avait le volume d'une noix et les caractères ordinaires du squirrhe, la peau avait déjà contracté des adhérences, mais les ganglions de l'aisselle n'étaient pas pris. Je lui proposai l'opération ; mais la malade la refusa, parce qu'elle connaissait un charlatan qui lui promit de la guérir, la tumeur s'ulcera en novembre 1870, et le 9 décembre 1872, elle mourut après de longues souffrances, avec de l'ascite et de l'œdème des extrémités inférieures (cancer du foie ?).

Observation VI

Femme 62 ans, mariée, coup sur le sein gauche.

Ch. W.... 62 ans, mariée avait, étant fille, reçu un coup sur le sein gauche, qui longtemps après était resté sensible et douloureux.

Elle remarqua qu'il lui était resté une induration en ce point. A l'âge de 45 ans seulement, elle distingua un noyau dur et inégal, un peu plus gros qu'une noix qui pendant dix ans ne changea pas de caractère. Alors il commença à contracter des adhérences avec la peau qui se rétracta de sorte qu'une dépression se fit sur le côté externe, juste près de la base du mamelon. Depuis lors, la tumeur et la dépression s'accusèrent davantage quoique la marche fût assez lente. En 1869 elle commence à ressentir des douleurs lancinantes ; bientôt après, la tumeur s'ulcéra au fond de la dépression et au commencement de 1870, elle s'adressa à moi. Comme l'expérience m'a démontré qu'une opération dans les cas de squirre atrophique ne saurait enrayer le processus dégénérateur mais qu'elle l'accélère au contraire, je refusai d'intervenir. L'état général resta le même jusqu'au 9 septembre 1870. A ce moment la malade en tombant de voiture se heurta violemment le sein cancéreux : la tumeur se mit à marcher rapidement, l'ulcération grandit, les ganglions de l'aisselle se prirent et les forces diminuèrent si vite que vers la fin de décembre la malade dut garder le lit, elle mourut le 15 janvier 1871.

Observation VII

Femme de 64 ans, célibataire. Pression contre le bord d'un châssis.

F. M..., 64 ans. Pas d'antécédents héréditaires de cancer. Elle a exercé le métier de brodeuse en or de treize ans à soixante-deux ans. Pendant tout ce temps elle devait appuyer son châssis contre la partie supérieure gauche du thorax. Quelques mois avant son entrée elle remarqua un noyau parfaitement indolent.

30 *mars* 1870. — On constate l'état suivant : personne solidement bâtie, de bon aspect et dont la santé générale est excellente. Dans le sein gauche, noyau de la grosseur d'une fève et présentant les caractères ordinaires du squirrhe. Pas de ganglions pris, la tumeur est extirpée le même jour et la malade sort guérie.

30 *juin* 1875. — Elle se représente à la clinique avec un noyau semblable au premier, développé en avant de l'extrémité interne de la cicatrice.

Ganglion axillaire intact, extirpation, la malade sort guérie le 15 juillet. Au 20 novembre 1878 il n'y avait pas encore eu de récidive.

Observation VIII

Femme de 54 ans, célibataire. Chute de traîneau.

E. L..., 54 ans, célibataire, sœur de la malade de l'observation V, fut renversée par un traîneau le 27 décembre 1872 et se heurta violemment le sein gauche. A la fin de mars 1874 elle vit se développer au point frappé une tumeur que j'extirpai le 2 mai avec une partie de la glande. La tumeur qui est médiocre et placée un peu au-dessus du mamelon a le volume d'une fève : pas de rétraction de la peau, on trouve que c'est un squirrhe ordinaire, rien dans l'aisselle. Guérison de la plaie en juillet. Le 15 novembre 1878 l'état de la malade est toujours excellent : un peu de sensibilité et de cuisson, surtout au moment des changements de temps.

Observation IX

Femme célibataire de 44 ans. — Pression prolongée de vases pesants sur le sein gauche.

G... Lukander, 44 ans, fille de ferme, sans antécédents héréditaires de cancer, avait été de 1862 à 1871 occupée à la laiterie d'une grande propriété et devait porter, en conséquence, les pesantes cruches métalliques contenant le lait; elle les appuyait toujours contre la partie supérieure du sein gauche sans en ressentir la moindre incommodité. Depuis lors elle ne s'était plus livrée à aucun travail exerçant une action sur l'organe en question. Au commencement de l'année 1874, elle ressentit pour la première fois, des picotements et de la cuisson sur la partie externe du sein gauche, et six mois avant son entrée à l'hôpital elle s'aperçut de la présence d'un noyau induré à la partie supérieure de la même glande. Au moment de son entrée, le 3 mars 1875, un ganglion axillaire est induré et l'on trouve à la partie supérieure du sein gauche, une tumeur mobile, grosse comme une amande. A la suite de l'amputation du sein, faite le même jour, on reconnaît que c'est un squirrhe. Elle sort guérie le 14 juin 1875, et le 24 mars 1879, j'ai revu cette malade et j'ai trouvé la mamelle et le creux axillaire parfaitement sains et sans traces de récidives.

Observation X

Femme de 46 ans. — Chute dans un escalier.

La baronne M. M..., 46 ans, sans antécédents héréditaires de cancer, fit une chute dans un escalier pendant le printemps de 1875. Elle se heurta à la partie supérieure du sein droit et eut à ce niveau une ecchymose. A la fin du mois d'août elle remarqua au même endroit un petit noyau d'induration, à cause duquel elle s'adressa à moi dans les premiers jours de septembre. Je trouvai à l'endroit déjà dit, une tumeur de la grosseur d'une fève et présentant les caractères ordinaires du squirrhe. En conséquence je proposai l'opération. La tumeur fut enlevée ainsi que le quart environ du sein. Elle fut examinée au microscope par le professeur Asp. On trouva que c'était un squirrhe ordinaire sans prolongements.

Observation XI

Femme de 46 ans, célibataire. Pression contre un métier à tisser.

Hyttinen, 46 ans, domestique, sans antécédents héréditaires de cancer, avait été pendant longtemps tisseuse, de sorte qu'elle devait appuyer pendant son travail sur le sein droit lorsqu'elle étendait la main droite sur la chaîne pour ramener les fils vers elle et les fixer en pressant contre sa poitrine. Vers le 1er mai 1874, elle s'aperçut qu'elle avait dans ce sein un noyau induré qui grossit tellement vite que pendant l'été il avait atteint le volume d'un œuf de poule sans s'ulcérer. A ce moment, elle fut opérée la première fois à Kuopio, mais la récidive fut si rapide qu'elle dut subir de nouvelles opérations pendant l'automne de la même année.

La malade mourut de récidive le 23 juin 1878.

Observation XII

E. F..., Andersan, 45 ans, femme d'un forgeron de Kimito, peu de temps avant la naissance de son dernier enfant, elle fit une chute sur le bord d'une cuve et se heurta le sein gauche, à la même époque elle s'aperçut d'un noyau induré dans cet organe, il commença à grossir un peu plus d'un an avant son entrée à la clinique. Elle fut reçue et opérée d'un carcinome du sein et des ganglions axillaires le 29 novembre 1875. Elle mourut d'une récidive le 24 mars 1877.

Observation XIII

Femme de 47 ans, célibataire. Pression contre le bord d'une table.

Cl. M..., 47 ans, célibataire ; jamais de cancer dans sa famille. En 1873, elle eut dans le sein gauche une tuméfaction qui disparut sans traitement au bout de deux mois.

En décembre 1875, elle remarqua au-dessus de l'auréole du même sein une nouvelle tumeur du volume d'une prune, il était possible que les occupations de la malade fussent l'origine de tout. Depuis huit ans, elle était copiste et tenait constamment cette partie du sein appuyée contre le bord de la table, elle n'avait pas ressenti autre chose qu'une vive cuisson pendant les premières semaines de décembre, et une douleur assez légère dans le sein peu de temps avant son entrée à la clinique, le 11 février 1876.

A ce moment on constate l'état général suivant : malade de taille moyenne, de bon aspect, santé générale excellente. Tumeur de la grosseur d'un œuf dans la partie supérieure du sein gauche de la consistance du squirrhe, et encore mobile, pas de rétraction de la peau, rien dans l'aisselle. Le même jour amputation de la totalité du sein. On constate l'exactitude du diagnostic ; squirrhe de la mamelle gauche précédemment porté. En 1880 la guérison s'est encore maintenue.

Observation XIV

Femme de 54 ans. Mariée. Choc contre le bord d'un pétrin.

H... Lampmen, 54 ans, femme d'un paysan de Saint-Michel, sans antécédents héréditaires de cancer, a toujours eu une santé excellente jusque il y a deux ans environ. A ce moment étant en train de faire du pain, elle se frappa le sein droit contre le bord du pétrin. Elle eut au même endroit un gonflement ecchymotique. Bientôt le sein devint sensible, elle eut des élancements et enfin elle remarqua un petit noyau à cet endroit. Il grossit et un an environ avant son entrée, contracta des adhérences avec la peau dans l'etendue d'une pièce de 50 centimes. Au même niveau les téguments rougirent et s'amincirent.

Entre à l'hôpital le 4 mai 1878. Malade fortement constituée, a de l'embonpoint et la santé générale est bonne. Sur le sein droit à un demi pouce en haut et en dehors du mamelon, tumeur du volume d'un œuf de poule solide, assez mal limitée et sans adhérences avec la paroi. La peau qui lui adhère sur tout son côté externe est rouge, bleuâtre, amincie. Extirpation le 10 mai 1878.

Observation XV

Femme de 50 ans. Pression par un corset mal fait.

L... N..., 50 ans, sans antécédents cancéreux héréditaires, s'aperçut en octobre 1875, après qu'elle avait porté pendant quelque temps un corset qui la gênait, qu'elle avait dans l'aréole et au-dessous du mamelon gauche une induration de la peau grosse comme un petit pois et sensible à la pression, elle se développa lentement, en 1877 n'avait que le volume d'une fève. Ce n'est qu'en 1878, que la malade voulut se laisser opérer. La tumeur était un squirrhe rayonné.

Observation XVI (personnelle)

La nommée Chéron Esther, âgée de 59 ans, journalière, demeurant rue du Mans 160, entre le 17 mars 1881 dans le service de M. Th. Anger à l'hôpital Cochin où elle est couchée au lit n° 15.

Cette femme n'a eu pendant sa première jeunesse aucune maladie dont elle ait gardé le souvenir. Cependant jusqu'à 22 ans, époque de son mariage, elle eut une menstruation irrégulière, à 26 ans elle vient à Paris, et est bientôt atteinte de fièvre typhoïde qui l'alite pendant deux mois.

Jamais cette femme n'a eu d'enfants. Son père est mort d'accident, sa mère est morte en couches, du côté de ses grands parents, on ne peut obtenir aucun renseignement.

Notons que la malade est sujette an rhumatisme, que souvent, sans avoir eu de véritables attaques rhumatismales elle éprouve des douleurs dans les jointures et que pendant le froid « les jambes sont raides ». Rien au cœur d'ailleurs quoique la malade se plaigne de palpitations fréquentes au moindre effort.

Au mois de septembre 1880, vers la fin du mois, du 20 au 25, la malade s'embarrassa la nuit les pieds sur l'un des brancards d'une voiture ; elle tomba devant elle et le sein droit porta sur l'autre brancard de la voiture. Sur le moment douleur violente presque syncopale ; elle passe la nuit avec un cataplasme, le lendemain elle se rend à l'hôpital Cochin à la consultation de M. Desprès.

A ce moment son sein était volumineux, tuméfié « *tout noir* » et très douloureux à la pression : pendant quinze jours le sein est arrosé d'eau blanche, l'ecchymose et la tuméfaction disparaissent. Mais la douleur persiste, s'irradiant dans l'épaule droite, la malade revient à la consultation de M. Desprès qui prescrit un vésicatoire ; après le vésicatoire la malade recouvre pendant douze jours son sein avec des cataplasmes, puis à ce moment elle se crut guérie la douleur tout en continuant était presque disparue. Ce n'est que vers la fin de novembre que la malade s'aperçut au point même où elle avait reçu le coup, c'est-à-dire à la partie supérieure ou externe du sein droit, d'une petite tumeur grosse comme une noisette. Depuis cette grosseur, augmente peu à peu, la malade va à la fin de février redemander une consultation à M. Desprès à l'hôpital de la Charité ; celui-ci conseille l'extirpation de la tumeur.

Un mois après la malade se présente à notre examen ; elle nous dit avoir maigri depuis deux mois.

Le sein droit, analogue d'aspect à celui du côté gauche, représente le sein d'une femme qui n'a jamais été mère, la peau qui porte encore les traces d'un ancien vésicatoire est souple, normal, et se plisse sur la tumeur.

La tumeur située à la partie supéro-externe du sein est du volume et de la forme d'une amande verte, est légèrement aplatie, elle n'est pas adhérente à la peau, elle est mobile sur les parties profondes, légèrement douloureuse à la pression, et sa périphérie se distingue difficilement des lobules voisins de la glande mammaire, surtout à la partie inférieure où toute l'action sur le néoplasme retentit facilement sur le mamelon. Rien dans l'aisselle.

Le 23 mars. — On pratique l'extirpation, la malade est anesthésiée par le chloroforme. M. Th. Anger transfixe la tumeur et en dissèque les deux moitiés intimement unies à la glande. On tord une petite artère, la cavité est lavée à l'alcool et les deux lèvres sont suturées avec des épingles, on laisse un tube à drainage à chaque angle de la plaie, pansement à l'alcool, 0,50 gr. de sulfate de quinine.

La température axillaire donne 37°.3 après l'opération, 38° le soir, Un peu d'agitation, 1 pil. op. 0.02.

La nuit est bonne, douleur et léger gonflement sous-pectoral, douleur dans le bras droit. On retire les épingles et on remplace par un pansement élastique.

La plaie est réunie par première intention ; le huitième jour la malade est prise d'erysipèle qui régnait alors, salle Cochin ; elle est transportée aux bâtiments annexes de l'hôpital, là, la guérison s'achève, sans autre incident qu'un vaste abcès du bras droit consécutif à l'érysipèle.

La malade sort complètement guérie le 8 mai. L'examen histologique de la tumeur montra que l'on avait affaire à un carcinome du sein, nettement caractérisé par le suc blanchâtre obtenu au râclage, et les cellules épithéliales enfermées dans des alvéoles conjonctives, sur la périphérie de la tumeur se trouvent des tractus pénétrant dans la profondeur de la glande.

Observation XVII (personnelle)

La nommée Garouste Marie, femme Bauler, demeurant rue du Château, 150, entre à l'hôpital Cochin, le 17 mars 1881, salle Cochin, lit n° 11, dans le service de M. Th. Anger.

Cette malade âgée de 54 ans n'a pas eu de maladie antérieure, rien à l'époque de la ménopause : mariée à quinze ans et deux mois; à l'âge de vingt ans elle avait eu quatre enfants. Son premier mari était tuberculeux, les enfants moururent dans leurs deux premières années. La menstruation a toujours été régulière ; dyspepsie gastrique, hémorrhoïdes passées à l'état de marisques. Aucun antécédent cancéreux héréditaire.

Il y a deux ans et demi, en rentrant chez elle, elle fut assaillie dans son corridor, jetée à terre, piétinée et reçut un coup dans le sein droit, elle perdit connaissance. Le lendemain son sein était douloureux, contusionné et portait à la partie inférieure une large ecchymose. La malade dit avoir craché le sang pendant deux jours.

Trois mois après apparaissait au-dessous du mamelon, au point contus une petite tumeur, ressemblant à une « glande » ou à une noisette, cette tumeur était indolente, lorsqu'elle reçut sur le même sein un coup de genou ; depuis ce temps accroissement rapide, la tumeur devient douloureuse; elle fut extirpée le 6 avril 1879 au domicile de la malade par M. Perrin ; la convalescence fut rapide.

Au bout de trois mois la plaie était complètement cicatrisée, neuf mois après l'opération de nouveaux noyaux se formèrent dans la cicatrice et ne tardèrent pas à s'ulcérer. C'est dans ces conditions que la malade se présente à notre examen. On constate de plus deux ganglions dans l'aisselle.

La malade est opérée le même jour que celle de l'observation I. M. Th. Anger enlève toute la glande laissée à la première opération et prolongeant son incision première jusque dans l'aisselle extirpe les ganglions dégénérés.

On suture la plaie avec douze épingles, mais le lendemain la tension est tellement grande qu'on désuture la plaie et on pratique à plat le pansement alcoolisé. L'appétit se maintient pendant deux à trois jours lorsque la malade prise de frissons et de vomissements craignant l'érysipèle, dont il y avait alors plusieurs cas dans les salles, demande à quitter l'hôpital.

« Sous l'influence du changement l'érysipèle n'apparut pas, la plaie se cicatrisa lentement, mais quelque temps après la malade fut prise d'albuminurie abondante avec œdème des jambes et vomissements. Pendant tout ce temps la plaie restait atone et blafarde; mais bientôt l'albuminurie cessa et la cicatrisation marcha rapidement, aujourd'hui il resterait environ un demi centimètre carré à cicatriser. »

Nous devons à M. Ricard, interne de la salle, les renseignements sur la suite de la maladie. Nous ne saurions trop profiter de cette circonstance, pour lui témoigner ici toute notre reconnaissance.

Reprenons l'histoire de ces observations et analysons le rôle du traumatisme :

L'observation VII est des plus probantes, le noyau induré se forma au point précis où pendant cinquante ans la brodeuse appuyait sur son châssis; c'est un fait entièrement analogue qu'il faut voir dans l'observation IX. Pendant près de dix années cette paysanne soulevait de pesantes jarres de lait et pour les placer sur les rayons de la laiterie, était obligée de les appuyer sur la partie supérieure de son sein gauche. Deux ans après avoir cessé son travail, on voit se développer au point même de la contusion un noyau cancéreux qu'on est obligé d'extirper. Les deux autres observations XI et XV font également ressortir l'influence d'une pression légère, mais de longue durée sur le sein, dans l'observation XI il s'agit d'une tisseuse dont le sein porte sur son métier, dans l'observation XV d'une femme dont le corset mal fait contusionnait la partie inférieure du sein. Cette observation démontre bien l'importance du traumatisme et fait bien voir que la tumeur naquit au point même de la contusion puisqu'elle se trouvait à la partie infero-externe du sein.

Dans les autres observations c'est surtout un traumatisme unique mais violent qu'il faut accuser. Parmi ces observations, nous en choisirons deux sur lesquelles le professeur Estlander, lui-même fait les remarques suivantes : il s'agit des observations V et VIII : « Il s'agit des deux sœurs L... Pendant l'été de 1867 la plus jeune a le sein gauche violemment frappé par le bord d'un buffet. Une ecchymose se fait au même point touché et seize mois plus tard, à la place même qu'elle avait occupée se développe un noyau cancéreux qui la conduit au tombeau dans l'espace de trois ans et demi.

Trois semaines après sa mort, sa sœur aînée tombe d'un traîneau sur le sein droit. Au bout d'un intervalle plus court de un mois que chez la jeune, elle remarque au point où le choc a porté une tumeur que j'extirpe trente jours plus tard. On vit au microscope que c'était du squirrhe. S'il n'y eut eu que la première malade, il eut été possible d'émettre un doute à l'influence du traumatisme, mais chez sa sœur présentant les mêmes prédispositions héréditaires, ayant toujours vécu dans des conditions absolument identiques, la même cause avait des résultats analogues. Il serait difficile de faire volontairement une expérience qui eût la valeur démonstrative d'un tel fait. »

Quant aux deux observations qui nous sont personnelles, elles nous paraissent extrêmement probantes.

Dans la première, sa grande valeur réside dans ce fait que la malade n'a pas été perdue de vue depuis le jour même du traumatisme jusqu'à l'ablation de la tumeur, qu'une observation rigoureuse a permis de suivre l'évolution de cette tumeur dont le point de départ est nettement un traumatisme. Qu'on nous permette de revenir sur les principaux traits de cette observation.

Dès le jour de la contusion, la malade a été vue par M. Desprès, dont elle nous a montré la prescription, pendant quinze jours le sein est arrosé d'eau blanche, et quelques mois plus tard, après avoir donné ses soins à cette névralgie rebelle, sorte de reliquat du traumatisme, M. Desprès vit se développer pour ainsi dire la tumeur sous ses yeux, là où existait la contusion, là où la pigmentation due au vésicatoire vient encore témoigner du siège de la névralgie, et partant, de la contusion. Ainsi donc, pour nous résumer, traumatisme violent du sein, ecchymose qui disparaît, apparition d'une névralgie, sorte de trait d'union entre la contusion et la tumeur, semblant par sa présence établir une chaîne ininterrompue entre la cause, le traumatisme et l'effet, la tumeur. Ajoutons pour bien dégager l'action du traumatisme que la malade n'avait jamais eu d'enfants.

L'observation XVII n'a pas moins de valeur, ce qui

nous frappe c'est le siège insolite de la tumeur, tous les auteurs ont remarqué en effet que la partie supéro-externe du sein avait le triste privilège d'être le terrain d'élection où naissaient les tumeurs malignes. Ici, exception à la règle : traumatisme à la partie inférieure du sein, tumeur à la partie inférieure du sein, et, second point intéressant, pendant que cette tumeur née sous le fait du traumatisme grossissait lentement d'une façon si insensible que la malade n'en voyait pas les changements, il assure que tout à coup survient un trauma nouveau, qui, donnant un coup de fouet au néoplasme, amène un développement rapide de la tumeur. Développement tel qu'il effraie la malade, qui réclame alors une opération.

CHAPITRE III

Il résulte du chapitre précédent que le traumatisme paraît être dans bien des cas le point de départ du cancer de la mamelle, il nous reste nettement à spécifier son influence et à déterminer son mode d'action.

L'opinion vulgaire attribue presque toujours la cause du cancer de la mamelle à un traumatisme plus ou moins éloigné. Le médecin est dès longtemps habitué à n'accepter qu'avec grande réserve cette condition étiologique. En effet, dit-on, quand il s'agit du sein, du testicule d'une région découverte, il est bien difficile de ne pas rencontrer un traumatisme antérieur ; mais bien souvent on découvre que cet accident invoqué comme cause n'a été pour le malade que l'occasion de porter l'attention sur une tumeur en voie de développement.

Sans doute le médecin doit en rabattre sur les allégations des malades ; et il arrive des cas où leur opinion doit être tout à fait mise de côté. Ainsi telle femme nous racontera qu'hier elle est tombée de telle et telle façon et elle nous montrera dans le sein contus une tumeur ayant déjà le volume d'une noix. Évidemment là il n'y a pas de relation de cause à effet, le traumatisme a fait que la malade a regardé son sein, et qu'elle s'est alors aperçue incidemment d'une tumeur jusqu'alors indolente et ignorée. C'est la même explication qu'il faut faire des récits de certains malades qui font remonter leur affection au jour où elle s'est manifestée par un symptôme apparent, c'est-à-dire au jour même où ils la remarquent. Pour le sein rien de plus facile que de rétablir l'ordre des faits ; mais pour d'autres régions rien de plus difficile quelquefois ; à ce propos il n'est pas sans intérêt de rappeler le fait suivant, communiqué l'année dernière, par M. Tillaux à l'Académie de médecine.

Il s'agit d'un malade qui en montant sur l'impériale d'un omnibus fut pris d'une douleur abdominale vive qui l'obligea à se maintenir plié en deux, il vint à l'hôpital où la présence d'une tumeur dans la région iliaque gauche, les vomissements, la constipation, etc., firent diagnostiquer par MM. Tillaux et Lefort, une invagination intestinale. La laparatomie démontra l'existence d'un kyste suppuré du mésentère. Evidemment la maladie remontait au-delà des quelques jours assignés par le malade, et malgré ses assertions nettes, devant les faits, il fallut s'incliner. Mais tel n'est pas le cas habituel pour le sein et c'est tomber dans un défaut contraire que de refuser toute influence au traumatisme, parce que quelquefois on l'invoque à tort comme cause d'une maladie qu'il n'a pas créée.

Pour Broca (*Traité des tumeurs*). « Ces faits (les traumatismes) dont le vulgaire exagère singulièrement la fréquence, existent réellement, quoiqu'ils soient exceptionnels.

Pour Lebert : « Le traumatisme n'a jamais déterminé, que des affections non cancéreuses ; quant au vrai cancer il n'a jamais pu déterminer cette causalité.

Tournier (Th. de Paris 1868) (*De la contusion du sein*) nie absolument toute influence traumatique sur le développement du cancer du sein. »

Tel est l'avis du professeur Weniwarter de Vienne qui refuse au carcinome mammaire toute origine traumatique. « L'origine traumatique du cancer mammaire est, dit-il, une opinion aussi ancienne que dénuée de preuves. Nous ne saurions attacher au traumatisme aucune importance et cela pour deux raisons : 1° Les femmes déclarent parfois que le cancer est apparu un ou deux jours après le traumatisme ; 2° d'autres fois elles incriminent un accident arrivé des mois et des années avant l'apparition de la tumeur et lui attribuent une signification arbitraire. Il n'y a pas jusqu'ici, que je sache, *une seule observation* qui puisse démontrer d'une façon certaine l'influence d'un traumatisme momentané de n'importe quelle nature sur le développement d'un sarcome ou d'un carcinome du sein. »

Toutefois Weniwarter accorde une certaine influence aux irritations insignifiantes en elles-mêmes, mais longtemps répétées.

Les observations que nous avons précédemment énoncées répondent d'une façon victorieuse aux objections du professeur de Vienne. D'ailleurs qu'y aurait-il d'étonnant que le sein subisse ainsi l'influence du traumatisme, il n'est pas le seul à jouir de ce triste et fâcheux privilège.

Le cancer de la langue chez les fumeurs, chez ceux surtout qui fument avec des pipes en terre très courtes dites brûle-gueule, le cancer du testicule retenu à l'anneau ; le cancer de l'ovaire retenu dans une hernie, le cancer des ramoneurs sont des exemples frappants de l'influence des traumatismes légers ou pour employer une expression plus en faveur : des irritations locales, mot différent exprimant au fond, la même idée.

Broca, dans son *Traité des tumeurs*, rapporte deux observations de ce genre : dans l'une, on voit un cancer mélanique se développer chez un notaire qui, dans une chute d'un lieu élevé, se fit une contusion du talon, la production cancéreuse précédée d'une collection sanguine, puis d'une légère induration, apparut au bout de six semaines.

Dans l'autre, il s'agit d'une bouquetière qui, dans une chute, reçut sur le pubis l'éventaire dans lequel elle portait ses bouquets. Un encéphaloïde mélanique se développa quelques mois après au lieu même de la contusion et amena la mort en peu de temps.

Le professeur Verneuil a vu succomber à un sarcôme des bourses un homme de 45 ans qui, huit ans auparavant, avait fait une chute sur le périnée, la maladie avait débuté quelques mois après l'accident (*in Gaz. médicale*, 74).

Stich a relaté quatre exemples de formations de sarcômes ou d'encéphaloïdes à la suite de contusion :

1° Sarcôme de l'articulation atloïdo-axoïdienne gauche, chez un jeune homme de 20 ans, après une chute sur l'occiput ;

2° Cancer de la face interne de la lèvre inférieure, chez un paysan de 36 ans, à la suite d'un coup de pied de cheval ;

3° Sarcôme de la base du crâne, chez un enfant de 12 ans, à la suite d'une fracture de la petite aile du sphénoïde ;

4° Sarcôme du bas-ventre, chez une femme de 34 ans, qui avait reçu au point contus un coup de corne de bœuf.

Des exemples de cancer de la bouche à la suite de dents cariées, des cancers de l'estomac succédant à des contusions répétées ainsi que Prus en rapporte un cas chez un chapelier qui appuyait son instrument au creux épigastrique, des cancers du rectum après des excitations anormales de cet organe, des épithéliomas développés sur de vieux ulcères, sur des cautères, sont des exemples fréquemment observés.

Dans la thèse de M. Salle (de l'étiologie de la carcinose) nous trouvons ceci. « Dans une conférence de janvier 1874 M. le professeur Richet a attiré l'attention de ses élèves sur l'influence de la pression et du rétrécissement dans la production du cancer. Il citait comme exemple le cancer de la lèvre siégeant le plus souvent sur la partie pressée par la pipe du fumeur ; celui de l'S iliaque, causé par le rétrécissement dont l'intestin est le siège à ce niveau. C'est encore ainsi, selon lui que le cardia et le pylore points rétrécis pouvaient devenir à la longue le siège d'une phlogose, prélude du cancer. »

Il n'y a donc nulle raison de refuser au sein ce qu'on accorde aux autres régions et il serait inconséquent après tant d'observations, de rejeter toute origine traumatique du cancer du sein.

La question est donc posée et bien posée : le traumatisme a sur le développement du cancer du sein une influence nette évidente et c'était là l'avis de Boyer qui dans ses Cliniques externes de la Charité en 1803, voyait dans les traumatismes, coups ou chutes, la cause habituelle du cancer du sein. Mais pour quelle part entre-t-il dans la production du néoplasme ?

Si avec Andral, Cruveilhier, Lebert et Velpeau nous ne voyons dans le cancer qu'une tumeur locale, susceptible de se généraliser ; de même que pour certains auteurs (Jaccoud *Pathol. inter.*) la dyphtérie ne serait qu'une maladie primitivement locale) le traumatisme serait alors dans les cas que nous venons de décrire l'unique cause du cancer du sein ; mais ce fait ne saurait supporter l'examen, car s'il en était ainsi tous les traumatismes devraient agir de même sur tous les sujets. Or, il est loin d'en être ainsi. D'autres auteurs, ceux qu'on appelle les constitutionalistes par rapport aux autres appelés les localistes, disent : Il existe un état latent, une diathèse qui ne demande qu'à être réveillée, à trouver un point faible, un lieu de moindre résistance qui ne cherche qu'à s'installer *quærens quem devoret*, pour employer l'expression du professeur Verneuil.

En effet si le cancer était l'effet pur et simple du traumatisme pourquoi ne se développerait-il pas à la suite d'un traumatisme quelconque sur un sujet quelconque, pourquoi le nombre des traumatismes serait-il considérable relativement à celui des cancers, si ce n'est que le traumatisme a besoin pour le faire éclore d'un terrain favorable, et préparé au développement du néoplasme ?

Si nous voulons pousser plus loin l'analyse nous entrons de plus en plus dans l'hypothèse, et la nature du terrain sera différemment appréciée suivant les différents auteurs ; le cancer surviendra chez les lymphatiques pour les uns, les nerveux pour les autres, pour Bazin et Verneuil chez les arthritiques. On nous permettra de ne pas nous engager sur cette voie où nous ne pourrions sortir du domaine de l'hypothèse.

Nous ne ferions même que reculer la question sans la

résoudre en disant avec le professeur Estlander. « Après le traumatisme on remarque d'abord un peu de tuméfaction et une teinte ecchymotique ; bientôt le point touché devient le siège de sensibilité et d'élancements et peu après un noyau d'induration se manifeste. Il y a néoformation inflammatoire qui se transforme en tumeur maligne. »

La question n'est en effet que reculée, car on peut toujours se demander pourquoi chez les uns cette néoformation inflammatoire se résorbe, reste muette chez l'autre et enfin chez quelques-uns devient cancéreuse ? Et pour résoudre cette dernière question on arrive à la même série d'hypothèses que précédemment.

Si nous envisageons maintenant au bout de combien de temps la tumeur apparaît après le traumatisme nous trouvons les limites les plus variables, entre lesquelles il n'est pas possible de fixer une moyenne.

Dans les deux observations qui nous sont personnelles nous voyons que pour la première la tumeur est apparue deux mois *après, pour la seconde trois* mois. Quant aux observations que nous avons empruntées au professeur Estlander les *écarts sont plus considérables*. Ainsi pour les observations VII et IX.

Où les traumatismes ont été légers mais fréquents, ce n'est que deux ans après que le sein a cessé d'être soumis aux traumatismes que le cancer est apparu.

Dans les observations où il ya eu des traumatismes violents, l'apparition de la tumeur aurait varié de quatre mois à deux ans. Il y a là une grande difficulté à fixer des limites, car il est impossible de préciser à quel moment la néo-formation inflammatoire est devenue cancéreuse. La

Imp. A. Derenne, Mayenne. — Paris, boulev. Saint-Michel, 52.

www.ingramcontent.com/pod-product-compliance
Lightning Source LLC
LaVergne TN
LVHW052011160826
845678LV00003B/1003

* 9 7 8 2 3 2 9 6 4 5 9 9 5 *